EXAMEN CRITIQUE

DES OUVRAGES

ET

DES PURGATIFS

DU S.r LEROY.

IMPRIMERIE DE LELEUX,

GRANDE PLACE, A LILLE.

EXAMEN CRITIQUE
DES OUVRAGES
ET
DES PURGATIFS
DU S.r LEROY;

PAR J.-B. DUPONT,

OFFICIER DE SANTÉ, MEMBRE CORRESPONDANT DE LA SOCIÉTÉ MÉDICALE D'ÉMULATION DE PARIS.

.... Venenis
Humanos versant animos.........

HORACE, *Sat.* 8, *lib.* 1.

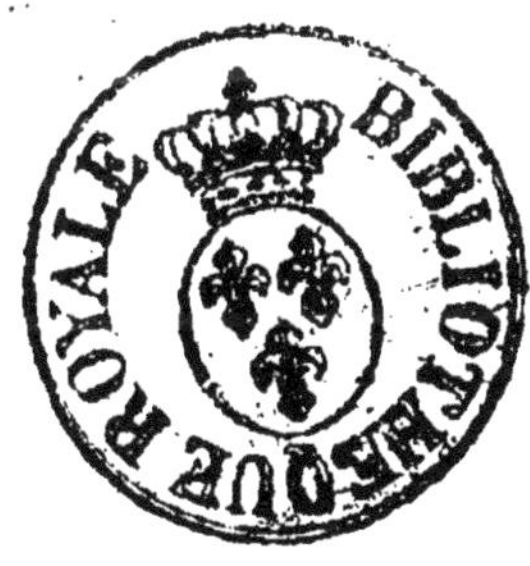

A PARIS,
CHEZ BÉCHET AÎNÉ, LIBRAIRE,
QUAI DES AUGUSTINS, N.° 57.

1824.

Nota. Il faut que le lecteur sache, pour l'intelligence de l'ouvrage, qu'il a été écrit sous la forme de feuilletons insérés dans *l'Écho du Nord*. Nous les reproduisons aujourd'hui, en n'y faisant que de légers changemens.

EXAMEN CRITIQUE
DES OUVRAGES
ET
DES PURGATIFS
DU Sr LEROY.

ARTICLE PREMIER.

Depuis des siècles, les hommes naissent, vivent et meurent. Depuis qu'il existe des habitans sur le globe, il y a des malades et des médecins. Depuis Hippocrate jusqu'à nos jours, la médecine a compté parmi ses sectateurs des hommes célèbres, dont les recherches et les découvertes ont eu pour but de conserver l'homme en santé, et de le guérir dans les maladies; l'anatomie et la physiologie ont déployé à nos yeux le magnifique tableau de l'organisation du corps humain.... Vous croyez, lecteur, que cet ensemble imposant vaut la peine d'être admiré, vous vous trompez. Tous les travaux de nos grands hommes ne sont rien auprès de ceux du guérisseur dont nous allons vous entretenir, et les noms des Bichat, des Boyer, des Cuvier, des Chaussier, des Hallé, des Corvisart, des Broussais, etc., doivent baisser pavillon devant l'illustre et intéressant M. *Leroy*, chirurgien consultant, rue de Seine, N.° 49, faubourg Saint-Germain, à Paris.

M. Leroy n'est pas précisément l'auteur de la découverte de la *cause* des maladies; c'est M. *Pelgas, qui le premier a reconnu les moyens les plus prompts et les plus efficaces pour détruire les infirmités humaines, quels que soient leur dénomination et leur caractère.*

Gendre de ce praticien, M. Leroy a adopté *les vérités* qu'il a mises au jour, et a cru devoir donner à sa découverte tout *le développement* dont elle était susceptible. A l'exemple des novateurs qui ne manquent jamais de joindre la modération à la modestie, il nous annonce qu'il regarde les médecins qui ne sont pas de son avis, comme des envieux qui ne lui pardonneront point d'avoir mis dans les mains du peuple un puissant moyen de guérir, lequel l'affranchit du joug *de ces hommes qui spéculent sur la durée des infirmités humaines.*

Jusqu'ici nous avions cru fermement que les causes de nos maladies existaient dans notre organisation et les changemens qu'elle subit par la révolution des années : les actions fortuites, les affections morales, les passions, les agens extérieurs, l'air surtout, les alimens, les boissons, les vêtemens, les substances délétères, les principes contagieux, etc., nous paraissaient aussi devoir être considérés comme de puissantes causes de maladies; mais nous nous trompions évidemment : M. Leroy, dédaignant les choses terrestres, remonte beaucoup plus haut, et, sans crainte d'être accusé d'impiété, il attribue la cause de nos infirmités au Créateur! Nous allons en donner une preuve, en nous servant des expressions de son livre :

« Le principe de l'animation est, sans contredit, un des » plus impénétrables secrets du Créateur.

» Mais dans son ineffable bonté, il a, ce semble, permis » à l'homme de connaître le principe moteur de la vie, et » l'a conduit comme par la main pour lui indiquer la voie » par où il peut parvenir à la connaissance de la cause de » ses infirmités, et de celle de la mort, qui peut en être la » suite inévitable.

» L'Auteur de la nature a donné aux êtres vivans la » faculté de se reproduire ; mais il en serait résulté un » excès de population, s'il n'avait pas mis des bornes à la » durée de la vie de chaque individu.

» C'est parce qu'il a répandu dans la composition du » premier homme *un germe de corruption*, transmissible » comme le principe de la vie, qu'aucun être créé n'est » éternel.

» Le principe de la vie ne renferme point en soi la cause » de sa propre destruction. En les concentrant dans le même » corps, Dieu a établi entre eux un point de contact, pour » que l'un fût atteint par l'autre, et pour que l'agent de » destruction usât ou brisât les ressorts de la vie. »

Tout cela ne serait probablement pas arrivé si, en les créant, Dieu avait fait connaître aux hommes le purgatif de M. Leroy; mais aussi sa providence en aurait été contrariée, puisqu'elle aurait pu craindre un excès de population.

Revenons :

« Certains individus naissent avec une plus forte dose » de corruptibilité que d'autres (ce qui est très-malheu- » reux), ceux-là sont souvent malades. Certains autres, » au contraire, naissent dans un état d'exception, qu'on » pourrait appeler de privilége (ce qui n'est pas juste). » A leur égard, la cause de la destruction emploie cent ans » et plus pour produire son effet (ce qui est fort heureux).

» Mais sur le plus grand nombre, elle agit, au contraire, » promptement; et souvent même, envers plusieurs, elle » a terminé son action avant qu'ils n'aient vu le jour. » (Et cette fois-ci, on conviendra que c'est jouer de malheur, puisqu'il n'y a pas moyen d'user du bienheureux purgatif.)

Il serait assez difficile de concevoir comment un homme peut écrire de pareilles phrases, si l'on ne réfléchissait qu'il est possible que le principe destructeur de M. Leroy n'agit parfois que partiellement, et que, fixé en ce moment sur son cerveau, il lui a inspiré toutes les belles choses que nous venons de transcrire.

Pour ne pas fatiguer le lecteur d'un insipide fatras en copiant textuellement, nous dirons que M. Leroy nous apprend comme une chose toute neuve que les alimens font du chyle; que la première partie répare les pertes que fait continuellement le sang; que la seconde, trop grossière pour être convertie en chyle, forme, de sa première portion, la bile, le flegme, *le fluide humoral;* et de la seconde, il résulte une matière visqueuse ou *la glaire* (voilà le grand mot lâché); la troisième partie forme les matières fécales. Le fluide humoral, la matière visqueuse, la glaire, s'attachent, se collent aux parois internes du tube intestinal. Ces humeurs se corrompent plutôt que toute autre partie, par la raison que c'est en elles que repose le germe de la corruption dont l'auteur de la nature a bien voulu nous gratifier, afin de nous empêcher de vivre éternellement. Après qu'elles sont corrompues, ces matières prennent un caractère d'âcreté, de chaleur brûlante, et même de corrosion; souvent elles sont pourrissantes, d'autres fois elles ne le sont point.

C'est dans cet état de dégénération que les humeurs causent *tous les maux, toutes les souffrances, toutes les maladies, quels que soient leur espèce et leur caractère.* Ainsi, vivez sobrement, maîtrisez vos passions, observez tous les préceptes de l'hygiène ; si vous n'êtes pas privilégié, si, par malheur, vous avez reçu beaucoup de fluide corrupteur, vous êtes destiné à périr corrompu, en maudissant la Providence. Cependant ne vous livrez pas au désespoir, un refuge vous reste dans vos maux ; si la haute réputation de M. Leroy est parvenue jusqu'à vous, prenez son purgatif, et, la bouteille en main, vous pourrez braver les décrets de l'Auteur de la nature. Buvez son remède, buvez encore, et vous sentirez vos maux, vos souffrances, vos maladies, s'évacuer avec le germe de corruptibilité, tout aussi facilement que le liquide s'échappe d'une seringue poussée par le piston.

Plus nous avançons dans le livre de M. Leroy, et plus nous acquérons la certitude que le germe corrupteur travaille les humeurs de son cerveau : ce qu'il dit du sang et de la saignée est un modèle de déraison et d'ignorance. Sa comparaison entre le sang et le vin, si elle ne faisait rire, ferait lever les épaules de pitié. Écoutez, lecteur, et jugez : « Le sang, surchargé d'humeurs dépravées, ou »*de la sérosité* qui en émane, fait continuellement des »efforts pour se délivrer de cette matière hétérogène, et »c'est cette même matière qui cause dans la circulation »tous les désordres qu'on y remarque, toutes les douleurs »que le malade éprouve, ou toutes les maladies qui ad- »viennent; et jusqu'à la mort qui arrive, soit que les »*humeurs corrompues* aient endommagé les viscères comme »le vin gâté *endommage la barrique,* etc. » Et voilà ce qui fait que votre fille est muette.

Après les vociférations contre la saignée, on pense bien que les sangsues sont l'objet de la noble colère de notre guérisseur universel. C'est la plus pernicieuse de toutes les inventions. En parlant de sangsues, nous avions pensé un instant que la colère de notre auteur s'exhalait contre cette espèce de sangsues que *Figaro* désigne comme s'attachant à dévorer tout ce qui se distingue par quelque mérite, et nous avions conçu l'idée qu'il pourrait bien exister quelqu'analogie.... Mais non; la manière décente et modérée avec laquelle M. Leroy s'exprime sur les médecins qui ne sont pas de son avis, a éloigné de nous toute idée de comparaison.

« Le mercure est toujours un des plus grands ennemis » de l'espèce humaine.

» Le quinquina peut être regardé comme la cause d'une » infinité d'accidens presque tous irrémédiables.

» Les bains sont presque toujours pernicieux : si les » mauvais effets en étaient bien connus, on ne se permet» trait que le bain de propreté. Disons mieux, on se laverait, » on ne se baignerait pas. »

Ainsi, Mme Léo, ainsi MM. du Ramponeau, du Cirque, fermez vos établissemens. M. Leroy, qui n'est pas une petite autorité, dit que c'est une erreur de croire que l'on puisse, sans danger, mettre le corps humain infuser soit à chaud, soit à froid; autant vaudrait, dit-il, nier *la détérioration évidente des corps infusés;* ou bien encore, ranger l'homme parmi l'espèce des animaux amphibies, au risque d'insulter entièrement le bon sens. Or, nous le demandons à toute personne de *bon sens,* est-il possible d'écrire sérieusement de pareilles choses, et en faudrait-il davantage pour envoyer l'auteur à Charenton, s'il n'était pas reconnu qu'il est le bienfaiteur de l'humanité?

Aucun des moyens employés par la médecine ne trouve grâce devant notre moderne Purgon, et depuis les eaux minérales jusqu'aux topiques à la peau, tout est enveloppé dans la même proscription. Depuis Hippocrate jusques et après M. Leroy, tous les hommes qui ont exercé l'art de guérir, ont ignoré la cause des maladies : l'Auteur de toutes choses ne leur avait pas fait connaître *le germe de corruptibilité* dont il a si bénévolement empoisonné nos veines, et c'était pour M. Leroy qu'il réservait cette confidence.

La Médecine curative en est à sa dixième édition, et la bouteille purgative se trouve partout, depuis le portemanteau du voyageur jusqu'à la toilette de la femme à vapeurs.... Quel que soit le genre de maladie qui vous attaque, faites comme dans *le Médecin malgré lui;* prenez, non pas des pilules, mais du purgatif.... Qu'est-ce que prouve cet engouement ridicule? — Que l'erreur se propage plus rapidement que la vérité; que les hommes veulent être trompés; et que la manière la plus lucrative pour parvenir à cette fin, c'est de leur parler un langage qui leur fasse croire qu'ils peuvent connaître leurs maladies et y porter remède.

La facilité avec laquelle les esprits vulgaires (et c'est malheureusement le plus grand nombre) adoptent les choses les plus absurdes, est une raison pour qu'ils repoussent les découvertes les plus utiles et les plus salutaires. Voilà pourquoi le purgatif de M. Leroy est en vogue; voilà pourquoi la vaccine trouve encore tant de détracteurs.

ARTICLE DEUXIÈME.

Nous avons exposé au lecteur l'échafaudage ridicule sur lequel M. Leroy a bâti son système de la cause des maladies : les phrases de son livre nous ont servi à en démontrer l'absurdité. Nous allons le suivre dans ses déclamations contre la saine physiologie, et nous allons déraisonner avec lui sur un objet qui n'offre rien de plaisant, si ce n'est le style et les opinions de l'Esculape moderne.

Les tempéramens et les fonctions du corps humain remplissent les chapitres 6 et 7. Leur contenu paraît avoir été copié dans un ouvrage d'anatomie du quinzième siècle, et après la brillante comparaison du sang, du vin et de la barrique, dont nous avons parlé, l'auteur, qui affectionne particulièrement les métaphores, compare élégamment le canal intestinal à un fleuve qui reçoit nombre de rivières, ruisseaux et égouts. De façon que si nous n'avons pas régulièrement une douzaine d'évacuations par jour, nous sommes exposés à voir le germe de corruptibilité anti-éternel produire un effet de repoussement dans nos vaisseaux, comme on a souvent occasion de voir que, quand un fleuve est surabondamment plein, il y a inondation dans le terrain parcouru par les ruisseaux ou rivières qui trouvent un obstacle à leur dégorgement.

Belle conclusion et digne de l'exorde !

Décidément, M. Leroy, chez les Romains, aurait été l'un des plus ardens adorateurs du dieu *Sterculius*.

La médecine enseignée dans nos écoles, résultat nécessaire des connaissances acquises en anatomie, en physiologie, en physique, en chimie, en histoire naturelle, en observations cliniques, etc.; cette médecine a reçu de M. Leroy le nom de *palliative*, opposé à celui de *curative*, qu'il donne modestement au système qu'il a développé dans son livre. « La médecine *palliative*, dit-il, ne repose » que sur les moyens que nous avons signalés comme » dangereux dans le cinquième chapitre. » Ces moyens sont ceux employés par les médecins qui ont étudié l'homme sur le cadavre, dans l'état de santé, dans l'état de maladie, et à qui malheureusement Dieu n'a pas fait connaître le germe de corruptibilité qu'il nous a donné pour nous empêcher de vivre éternellement : précaution évidemment nécessaire, puisqu'il est démontré, d'après M. Leroy, que la Puissance divine n'avait pas d'autres moyens de se tirer d'affaire.

« L'homme n'est pas guérissable à toutes les époques » de sa vie; s'il en était autrement, il *ne mourrait jamais*. » Cependant, il n'y a point de motifs pour nier que beau- » coup de malades, qui souffrent depuis long-temps, » eussent guéri d'après notre méthode, si elle leur eût été » appliquée dès le commencement du dérangement de leur » santé, en place des procédés nuisibles (la médecine des » écoles sans doute) ou insuffisans que nous avons signalés. » Quoique les humeurs d'un malade soient *corrompues*, elles » ne sont pas toujours *putréfiées* ou *pourrissantes*. La dégé- » nération de ces matières ne marche pas avec la même » vitesse dans tous les individus. On en voit conduire au » tombeau après une maladie de quelques jours, et on en » voit d'autres résister plusieurs années à leur état de » langueur. D'après ces *vérités* et ces considérations, l'art

» se divise en médecine palliative (qui ne vaut rien), et en » médecine curative et purgative (qui est excellente).

» L'Auteur de la nature aurait-il donc abandonné l'homme, » le chef-d'œuvre de *ses mains*, sans espoir et sans conso- » lations, au milieu des infirmités qui assiégent son exis- » tence? » (Cette question est au moins inutile, puisqu'il vous a révélé la *cause* de nos maladies, et qu'il vous a donné du jalap, du séné et de l'eau-de-vie pour nous guérir). « N'y aurait-il donc aucun moyen de la prolonger » et de la conduire jusqu'à ce terme qui se rapproche » davantage des bornes qu'il a mises à la durée de la vie » humaine? » (Ici, M. Leroy, vous tombez dans une contradiction manifeste; car s'il est vrai, comme vous nous l'avez dit, que les hommes naissent avec une dose de corruptibilité qui fait que les uns meurent en naissant, que les autres ne vivent que quelques années, que les privilégiés vivent cent ans, il en résultera que les bornes que l'Éternel a mises à notre existence, dépendront de plus ou moins de corruptibilité dont il nous aura gratifiés; et les malheureux humains seront soumis aux lois de la Providence, si la renommée ne leur apporte pas votre remède universel).

« La médecine curative, d'après la *cause* des maladies » reconnue et *démontrée* par des faits incontestables, quoi- » qu'en puissent dire ses détracteurs et tous les hommes » imbus de *préjugés nuisibles*, n'a et ne peut avoir d'autre » *moyen* que les *purgatifs*, aux conditions qu'ils seront » conduits ou dirigés dans leur emploi d'après *le besoin de* » *la nature*. » Or, il est facile de deviner ce que M. Leroy entend par préjugés nuisibles, et il est plus que prouvé que nous devons périr incessamment, si nous ne nous procurons pas dix à quinze évacuations tous les jours.

A cet amas infect d'humeurs corrompues, pourrissantes, opposons quelques idées que nous suggèrent les connaissances que nous avons acquises dans ces maudites écoles, où l'on forme *ces hommes qui spéculent sur la durée des infirmités humaines.*

« Les maladies constituent une partie d'autant plus importante de l'histoire naturelle de l'homme, qu'elles se partagent, en quelque sorte, l'existence de presque tous les membres de la grande famille du genre humain : elles envahissent même souvent la vie entière d'une foule d'individus qu'une éducation malheureuse, des professions sédentaires, des travaux intellectuels, et tous les résultats de la civilisation condamnent à ne jamais goûter les doux et inappréciables bienfaits de la santé. Selon le caractère qui leur est propre, elles répriment, pervertissent, abolissent, développent même quelquefois et troublent de mille manières nos facultés. Elles bouleversent à chaque instant le merveilleux édifice de notre intelligence.

» L'essence ou la nature intime des maladies est la chose la plus difficile dont puisse s'occuper l'esprit humain. On a fait long-temps de vains et inutiles efforts pour la découvrir; c'est en observant, en analysant avec soin les phénomènes des maladies, en déterminant avec exactitude leur enchaînement, leur coordination, leur dépendance réciproque, et en les comparant avec les altérations des organes que les maladies manifestent, soit pendant la vie, soit après la mort, qu'il est possible de reconnaître leur siége, de remonter à leur cause, de saisir tous leurs caractères distinctifs, et de déterminer le choix des moyens propres à les prévenir ou à les guérir. » (M. Chamberet, Dict.[re] des Sc. méd., tom. 30, p. 74.)

Il y a loin de ces idées au style ampoulé, aux phrases

incohérentes dans lesquelles on impose au vulgaire. Nous savons très-bien que les hommes ignorans et crédules sont émerveillés des mots *humeurs putréfiées*, de *germe corrupteur*, etc.; on a tout dit quand on a prononcé ce mot *humeurs*. Avez-vous mal à la tête? ce sont des humeurs corrompues. Avez-vous mal aux pieds? ce sont des humeurs corrompues. On place les humeurs partout; dans les nerfs, à la peau, dans le sang, dans le ventre, dans la poitrine, dans la tête. Et puis, le moyen d'éviter la bouteille d'un homme qui vous persuade que vous naissez avec le principe des maladies dont vous ne pouvez vous préserver que par l'usage du purgatif éternel!

Il faut voir dans l'ouvrage de M. Leroy la peine qu'il se donne, les raisonnemens auxquels il se livre en faveur de son cher purgatif, pour avoir une idée des absurdités qu'un homme peut débiter quand il se laisse guider par la passion, et quand la présomption et l'ignorance sont les bases sur lesquelles il a édifié une doctrine fausse et pernicieuse. Les sarcasmes, les injures ne lui coûtent rien: outre que les médecins sont des hommes qui spéculent sur nos infirmités, il vous dira encore que leur nombre ayant beaucoup augmenté, « il a fallu compliquer, embrouiller la médecine, lui ôter tout ce qu'elle avait de simple, de positif, de naturel, et multiplier les systèmes, pour qu'il y eût de l'occupation pour tous. Plus elle sera abstruse et enveloppée de ténèbres, plus il y aura de médecins. » Ainsi voilà une classe toute entière d'hommes honorables transformés en êtres vils et méprisables, par un soi-disant chirurgien, qui s'est lancé dans le monde avec un mauvais livre, un remède dangereux, et des certificats de contrebande.

Quel est donc cet homme qui vient sans aucun ménagement dire à tout ce que l'Europe a de recommandable : Vous êtes des ignorans, des fripons, des assassins? Se distingue-t-il dans la science par des connaissances étendues, par des ouvrages recommandables? Non ; la lecture de son livre fait lever les épaules à quiconque possède les plus petites notions d'anatomie et de physiologie. Nous laisserions en paix l'ouvrage et les erreurs qu'il renferme, si elles n'avaient point une grande importance. Il est des erreurs qu'on peut appeler innocentes, parce qu'elles ne font de mal à personne; d'autres, au contraire, sont toujours plus ou moins nuisibles, suivant qu'elles menacent plus ou moins l'existence des peuples et des individus : celles de M. Leroy sont de ce nombre. Que, sans avoir étudié une des sciences les plus difficiles que puisse approfondir l'esprit humain ; que, sans avoir la moindre idée de l'organisation et des fonctions admirables d'une machine aussi compliquée que le corps de l'homme, on prétende pouvoir la gouverner lorsqu'elle a souffert quelque dérangement; voilà, sans contredit, une erreur des plus évidentes et des plus pernicieuses. Comment, M. Leroy, vous voulez avec des purgatifs rétablir le jeu d'une mécanique en désordre, et vous ignorez les plus simples élémens qui entrent dans sa composition ! Quel est l'homme sensé qui confierait à un aveugle le soin de rendre à sa montre le mouvement qu'elle aurait perdu ?

Nous sommes arrivés à la page 95 d'un livre qui en contient 352, sans les certificats. Nous ne le quitterons qu'après l'avoir combattu jusqu'au bout. Les partisans de la doctrine purgative ne nous écouteront pas, et nous avons déjà dit pourquoi. Les hommes éclairés (et nous aimons à croire que le nombre en est grand) nous sauront gré de nos efforts. Quant à la seconde partie de l'ouvrage, celle des attestations de guérison, nous ferons observer que M. Leroy a oublié d'y joindre une pièce indispensable; c'est la liste nombreuse, immense, des individus que son remède a envoyés dans l'autre monde.

ARTICLE TROISIÈME.

Depuis notre deuxième article sur le livre et le remède de M. Leroy, nous avons recueilli les différentes versions, les critiques, les éloges dont ils ont été l'objet. Un des plus chauds partisans de ce poison a adressé au *Journal du département du Nord* une lettre écrite en mauvais français, remplie d'invectives et d'ordures, résultat des nombreuses évacuations que l'auteur venait de se procurer.

Un honnête bourgeois qui dirige une fabrique, et qui, par conséquent, doit posséder de grandes connaissances en médecine, nous a dit que nos articles étaient écrits avec esprit, mais qu'ils ne prouvaient rien contre M. Leroy. Or, nous demandons à notre honnête artisan ce qu'il entend par prouver quelque chose contre l'empirique dont nous attaquons le livre et le remède ? N'est-il pas reconnu que, pour se dire médecin, il faut au moins posséder quelques connaissances médicales ? Nous avons démontré, le livre à la main, que M. Leroy ignorait jusqu'aux plus simples élémens de l'art de guérir ; que son système était tout au plus digne des tréteaux de la foire ; qu'à l'exemple de tous les hommes ignorans et jaloux, il déverse l'injure et la calomnie sur une classe toute entière de médecins honorables ; enfin, nous avons demandé quel était l'homme sensé qui confierait à un aveugle le soin de rendre à sa montre le mouvement qu'elle aurait perdu : maintenant, nous demandons à notre bon bourgeois, s'il confierait à un maçon le soin de raccommoder son moulin ?

D'autres objections nous ont été faites, mais il nous est impossible d'y avoir égard.

On ne peut contenter tout le monde et son père.

Ainsi donc nous continuerons de nous servir, contre M. Leroy, de la seule arme avec laquelle on puisse combattre sa doctrine et son remède, l'ironie.

M. Leroy vient de mettre le comble à la réputation de son remède. Nous n'avons pu nous défendre d'un sentiment d'horreur et d'indignation, en lisant dans un journal que M.me Leroy, épouse de l'inventeur du remède, venait de succomber à l'action meurtrière de cette composition diabolique (1). Il faut être bien entiché ou bien imprudent pour exposer sa femme à devenir la victime de l'impéritie. Cela peut se concevoir chez les autres, mais cela n'est pas admissible chez soi. Au reste, beaucoup de maris ne seront pas fâchés de savoir que lorsqu'ils voudront se débarrasser de leurs femmes, sans en répondre à la justice, ils trouveront un moyen certain et expéditif dans le remède de M. Leroy.

Revenons au livre de cet homme fameux. Après avoir raisonné sur l'action des purgatifs avec autant de clarté et de précision qu'un frère ignorantin en mettrait à enseigner les belles-lettres, M. Leroy nous raconte sa propre histoire, et puisqu'il a ouvert ses yeux à la lumière, il veut que nous ne restions pas dans l'obscurité.

Il paraît que notre guérisseur se trouve dans la classe de ceux à qui la divine Providence a départi une forte dose de corruptibilité; ses parens ont succombé à la corruption avant cinquante ans, après en avoir passé dix dans de cruelles souffrances. A l'âge de puberté, M. Leroy donnait

(1) *Gazette de Santé*, N.° 15. 1822.

à peine quelques signes de vigueur, et ses contemporains l'appelaient élégamment, *Trompe-la-mort*. A vingt-cinq ans, il pouvait à peine se soutenir sur ses jambes. C'est alors qu'il connut le bon Pelgas, et qu'il se mit en devoir de combattre le germe de corruptibilité et l'Auteur de la nature, qui lui en avait fait le cadeau.

Les premières affaires furent chaudes. « Tout-à-coup, » dit-il, je me sentis attaqué d'une douleur violente » dans le bas-ventre. Je me levai pour prendre une » dose de purgatif, mais il m'était impossible de me » redresser; j'avais le corps ployé, courbé, le ventre » sur les cuisses. J'avalai la potion. Je comptais qu'elle » me délivrerait de mes douleurs qui augmentaient tou- » jours; vaine espérance! plusieurs heures s'écoulèrent, » et je n'éprouvai point d'évacuation. Je pris une seconde » dose, dans l'espoir d'aider à la première; je n'en obtins » pas plus de succès. J'en répétai une troisième, et ainsi » de suite. Il faut remarquer que ces doses étaient tantôt » purgatives et tantôt vomi-purgatives, dans l'intention » d'évacuer par une voie ou par l'autre : mes tentatives ne » furent qu'inutiles. J'usai de lavemens, même fortement » purgatifs, toujours sans obtenir d'évacuations, et le mal » allait croissant. Le délire commençait à s'emparer de » moi. Le bon Pelgas était là. Je ne vous laisserai pas » mourir, me dit-il, l'âme tient au corps, et vous et moi » ne faisons qu'un. Je le pressentis sur la nécessité d'ap- » poser les emplâtres vésicatoires, et il me les apposa. » Ce fut après que ces emplâtres eurent pris et attiré aux » jambes une forte portion de la sérosité, qui, *par sa grande* » *acrimonie, crispait mes intestins* (1), que libres alors,

(1) Ici M. Leroy est dans le sublime du genre; style boursouflé,

» l'évacuation s'établit avec une abondance proportionnée » au nombre de huit à dix doses avalées les unes sur les » autres. Quelle crise ! Tous ceux qui n'approuvaient pas » mon traitement, *par défaut de conception ou de connais-» sance*, à l'égard desquelles tant de gens sont encore en » retard, furent forcés de céder à l'évidence. J'évacuai la » putridité toute pure ; les effets furent tels, qu'il fallut » ouvrir toutes les croisées, et chacun avoua alors que » les plus importantes vérités en médecine étaient, pour » beaucoup de personnes, enveloppées d'un voile impé-» nétrable, par un grand défaut de connaissance du prin-» cipe qui sert de base à cette méthode. Mon corps ayant » recouvré sa sensibilité ordinaire, je répétai la purgation » jusqu'à ce que la masse de mes humeurs en fût renouvelée. » Ce traitement se composa d'environ cent cinquante doses, » prises dans l'espace d'à peu près six mois, etc. » On peut conclure de ce qui précède, que M. Leroy, après avoir résisté à un véritable empoisonnement, est sorti victorieux du combat à outrance livré au germe corrupteur, et qu'environ sept mille cinq cents parties de ce germe sont sorties de son corps dans l'espace de six mois. Nous sommes portés bien naturellement à l'en féliciter, et nous allons le voir paraître frais et dodu comme un chanoine ; pas du tout, ce n'est qu'en faisant un fréquent usage de la purgation, qu'il soutient et conserve une frêle existence !....
Ceci nous rappelle un Monsieur de notre ville, grand partisan de M. Leroy, qui va de maison en maison, proclamant sa guérison, et qui, pouvant à peine se soutenir sur ses jambes, ne parviendra jamais à se guérir

---

phrases inintelligibles, autant d'erreurs que de mots : voilà ce qui plaît au vulgaire, ce qui provoque l'admiration des sots, et ce qui explique la grande vogue du remède, puisque

Les sots, depuis Adam, sont en majorité.

de l'affection cérébrale dont il est atteint. N'est-ce pas le cas de lui dire : *Medice, cura te ipsum?* (Médecin, guéris-toi toi-même) ?

Mme Leroy qui vient de succomber, le bon Pelgas qui a évacué jusqu'à soixante-douze ans, et Melle Leroy, se sont montrés de véritables champions de la purgation. Des millions de germes de corruptibilité sont sortis de leurs intestins, sans les empêcher de traîner une existence chétive. Un tel dévoûment cependant était digne d'un meilleur résultat, et nous aurions désiré bien sincèrement que ces Messieurs et ces Dames eussent été privilégiés par l'Auteur de toutes choses, en ne recevant exactement que ce qu'il fallait de corruption pour vivre cent ans et plus.

M. Leroy, dans son chapitre 10, reproche aux médecins d'être trop réservés quand il s'agit d'entretenir les malades sur la cause de leurs maladies, et il fait la guerre aux grands du siècle, qui préfèrent mourir d'après les formes du bon ton, c'est-à-dire dans les mains des médecins, que de vivre chétifs et décharnés avec la médecine curative. Quel entêtement !

Dans le chapitre 11, où il traite de la dénomination des maladies, on trouve ce passage lumineux : « Il doit » être reconnu, d'après ce que nous en avons dit au cha- » pitre 1.er, que l'ordre de la nature est tel à l'égard de » l'existence de tous les êtres créés, à l'égard de la cessa- » tion de la vie, et d'après la reproduction organisée de » chaque espèce, que la partie saine, *cause motrice de la vie*, » et l'agent corrupteur, *cause de la mort*, sont constamment » en présence (1). Ils se touchent tellement de près, que

---

(1) Molière avait dit tout cela avant M. Leroy. Voyez *le Dépit amoureux*, et la distinction si comique que fait *Gros-René* entre la partie brutale et la partie sensitive.

» plus ou moins souvent ils agissent ostensiblement l'un » contre l'autre, et *que la victoire de la mort*, quoique plus » ou moins balancée ou retardée par le moteur de la vie, » n'en est pas moins certaine, puisque nul être créé n'est » éternel. Mais l'instinct naturel de l'homme lui impose » le devoir de défendre son existence, lorsque la mort » pourrait être prématurée. C'est le vœu de la nature, » et son Auteur semble avoir pris plaisir à multiplier les » moyens pour atteindre ce but. » Mais M. Leroy, l'auteur de la nature, dont vous vous prétendez l'organe, n'aurait-il pas pu se dispenser de faire de notre vie un combat continuel entre la pourriture et la conservation? C'est une chose que vous devriez bien lui demander : puisque vous êtes parvenu à approfondir ses décrets, il ne vous refusera sans doute point cette petite confidence.

Et vous, hommes qui semblez avoir pris à tâche de vous faire illusion sur la véritable cause de vos maladies, et qui vous opposez à la propagation de la vérité, approchez : M. Leroy va vous présenter des causes qui n'ont rien de repoussant. Il ne vous répugnera pas de vous entendre dire que votre maladie est *sthénique*, et que vous serez des morts vigoureux; ou bien qu'elle est *asthénique*, et que vous serez des morts faibles : voilà qui est consolant, même sous deux rapports. D'ailleurs, ne vous inquiétez de rien; que vous soyez destiné à devenir un *mort vigoureux* ou un *mort faible*, il n'en restera pas moins démontré, d'après M. Leroy, que vos maladies auront pour *cause interne* vos humeurs fortement dépravées et putréfiées, qui, comme telles, auront produit une sérosité extrêmement acrimonieuse et brûlante. M. Leroy est tellement persuadé de votre indocilité, qu'il refuse de croire, de sitôt encore, à votre conversion. Vous ressemblez aux savans du siècle, vous êtes des esprits forts, qu'il appelle plaisamment *sthéniques*, ou propres à accueillir toutes sortes de nouveautés.

Nous nous faisons un devoir de déclarer ici que nous considérons M. Leroy comme ayant l'esprit évidemment *asthénique*.

ARTICLE QUATRIÈME.

Eh bien! M. le faiseur de feuilletons, vous avez lu l'écrit que vient de répandre avec tant de profusion le vigoureux défenseur de M. Leroy? Pour cette fois, vous êtes battus, j'espère? — Nous avons lu le *charlatanisme démasqué*, que nous aurions volontiers appelé le *charlatanisme déhonté*, et nous y avons vu, comme à l'ordinaire, de grands mots, des phrases à effet, des injures grossières, des sottises sans nombre, et des personnalités dégoûtantes. M. Leroy le dit fort bien : *Ce n'est pas d'aujourd'hui que l'erreur et l'ignorance ont été en guerre contre la vérité.* Ici, l'auteur de *la Médecine curative* se condamne lui-même, et nous avons démontré de reste que son livre était basé sur l'ignorance et l'erreur. — Ce n'est cependant pas là l'opinion des partisans du remède, et malgré tout ce que vous pouvez dire, ils s'obstinent à penser que vous n'avez rien prouvé contre M. Leroy. — Et quels sont, s'il vous plaît, ces hommes que rien ne peut convaincre? Doués sans doute d'un génie supérieur, et possesseurs de vastes connaissances, ils appuient leur opinion contre nous, de faits et de raisonnemens auxquels il nous sera impossible de répondre? — Non; ce sont des voyageurs, des jeunes gens à la mode, des capitalistes, des anciens militaires, etc., la plupart illettrés, et qui seraient fort embarrassés de vous dire pourquoi une chandelle brûle; mais nous vivons à une époque où il n'est pas nécessaire de connaître les choses pour en juger. Le remède de

M. Leroy est excellent; M. Leroy dit que tout le monde le dit; et puisque tout le monde en convient, vous devriez en convenir. — Nous, amis impartiaux et désintéressés de tout ce qui est vrai, nous aimons, au contraire, à voir et à connaître les choses pour en juger sciemment. Les cris et les vociférations d'une multitude ignorante et facile à tromper, ne nous empêcheront pas de remplir la tâche que nous nous sommes imposée. Nous ne sommes nullement surpris des imprécations que M. Leroy exhale contre nous. Toutes les fois qu'un charlatan a été frappé par les armes de la raison, il a crié à la jalousie, à l'injustice, à la méchanceté; ses adversaires ont été *des fripons, des reptiles, des ennemis de l'humanité.* Lisez encore le dernier imprimé de M. Leroy, et voyez ce qu'il y dit de la Faculté de médecine, des Sociétés savantes. Par compensation, visitez le bagne de Toulon, et demandez aux galériens ce qu'ils pensent de la justice; vous vous expliquerez alors facilement la fureur de M. Leroy envers tous ceux qui voudront prémunir les hommes contre le danger de sa doctrine et de son remède. Si nous disons que nous écrivons dans l'intérêt de l'humanité, et que nos efforts sont tous dirigés contre une méthode pernicieuse et malheureusement trop répandue, l'injure grossière et la calomnie viennent dénaturer les intentions les plus pures. Si, nous servant des armes de l'ironie, nous prouvons, le livre à la main, qu'il ne peut être que l'ouvrage d'un échappé des petites maisons, on nous dit que nous ne manquons pas d'esprit, mais que nous ne prouvons rien, et que MM. tels et tels se sont guéris avec ce remède. Et si, enfin, nous demandons pourquoi l'auteur, qui nous donne si complaisamment la liste de ses guérisons, ne nous donne pas celle de ses victimes, on nous répond qu'il n'y a pas de remède universel, et que si celui-là ne valait rien, nous ne l'attaquerions pas aussi vivement, parce que l'on aime mieux nous prêter des intentions coupables, que de donner tort à un homme dont on est sottement engoué.

M. Leroy s'appuie sur le titre légal dont il prétend être revêtu, pour nous dire « que l'éclat des guérisons nom- » breuses opérées sur des malades désespérés et abandonnés » par les gens de l'art qui les avaient traités, avaient con- » cilié à sa méthode des partisans dans toutes les classes » de la société. » Il dit encore « que le bruit qui s'en était » répandu avait été pour ces médecins, dont la science » s'était trouvée en défaut, comme un cri d'alarme. Ils se » sont bien donné de garde d'attaquer l'hydre à la tête, elle » était couverte d'une écaille que leurs faibles traits n'au- » raient pas été en état de percer. » Il faut observer ici que M. Leroy est tout seul pour dire qu'il y a des médecins qui abandonnent leurs malades; qu'il était le seul au monde pour les guérir; et tout en lui accordant qu'il ne ressemble pas mal à une hydre, sa tête n'est pas tellement garantie, qu'on ne puisse atteindre les ornemens dont Apollon décora celle de Midas. S'il était venu dire aux hommes qui exercent l'art de guérir : J'ai fait une découverte heureuse, elle est applicable à la plupart des maladies que vous regardez comme désespérées; voilà les faits sur lesquels je me base, voilà les raisons de science sur lesquelles j'appuie mon système, voilà aussi les nombreuses observations favorables qui les consolident, etc., nul doute qu'alors la majorité des médecins ne se soit fait un devoir d'accueillir avec reconnaissance les communications d'un praticien qui se serait présenté d'une manière aussi honorable; elle n'aurait pu s'y refuser sans s'exposer à être taxée de mauvaise foi. M. Leroy a préféré jouer un rôle tout-à-fait contraire : outre qu'il a commencé par faire un secret de son remède, il a publié un livre apologétique de sa méthode, dont chaque phrase est une ineptie. Et quand, dirigeant contre lui ses propres armes, la critique a signalé aux hommes instruits les doctrines absurdes du novateur, il a crié à la calomnie, il a traité ses adversaires de *spéculateurs des misères humaines;* tout était perdu : le monde entier allait périr sous l'influence des médecins, parce que la prétendue méthode et le purgatif de M. Leroy étaient attaqués.

La modestie n'est pas, à ce qu'il paraît, la vertu qui distingue M. Leroy. En parlant des critiques, des sarcasmes auxquels il a été en butte, il cite Hippocrate, Aristote, Galilée, Descartes, Newton, qui, ni plus ni moins que lui, ont fait briller le flambeau de la vérité aux yeux de leurs contemporains. « A la voix de ces hommes » *supérieurs en leur genre* à tout ce que la Grèce avait pro- » duit, et à celle de M. Leroy (*supérieur en son genre* à tout » ce que la France a produit), l'ignorance frémit; elle se » coalisa avec l'envie, qu'elle appela à son secours; elle » fit tout pour circonvenir l'autorité. (Notez bien ici que l'ignorance se compose de tous les individus qui ne veulent pas absolument que M. Leroy soit un grand homme). » Rien n'empêcha toutefois que, par suite des trames » ourdies et des persécutions suscitées par leurs ennemis, » Descartes n'ait été forcé de quitter sa patrie, et d'aller » mourir *dans* une terre étrangère; que Galilée n'ait été » précipité dans les cachots de l'inquisition; que ses mains » n'aient été chargées de fers, pour avoir enseigné une » doctrine alors taxée d'hérésie, et reconnue aujourd'hui » comme une vérité démontrée. »

Il est probable que, pour peu que cela continue, M. Leroy n'aura rien de commun avec ces grands hommes, et que la société reconnaissante finira par lui accorder un asile à Charenton.

« Un homme, Pelgas, a paru vers la fin du siècle » dernier; cet homme a dit : *Toutes les maladies qui affligent* » *le corps humain dérivent d'une cause unique. Cette cause est* » *les humeurs gâtées, corrompues, putréfiées, qui, en raison* » *de l'intensité de putréfaction, déterminent des accidens plus* » *ou moins graves.*

» Quel a dû être l'étonnement de plus de vingt mille » médecins répandus sur la surface de la France, lorsqu'ils » ont entendu proclamer *une vérité de cette importance?* » Quelle a dû être leur surprise, lorsqu'un homme ignoré, » inconnu jusqu'alors, s'est avisé de déchirer d'une main » hardie le voile épais des antiques préjugés? lorsqu'ils ont » entendu, d'une extrémité à l'autre de ce vaste royaume, » des milliers de malades proclamant hautement leur gué- » rison?.... (Ah! si les morts avaient pu parler!) Alors les » passions se sont montées au plus haut point d'exas- » pération; les partisans d'une méthode aveugle et routi- » nière (1) ont poussé les hauts cris, parce qu'ils se sont » trouvé blessés dans leurs plus chers intérêts. Accoutumés » qu'ils sont à exercer sur les corps des malades une sorte » d'empire despotique, ils ont vu avec peine le sceptre de » la mort prêt à se briser dans leurs mains; dans un dépit

(1) Les bases sur lesquelles est fondée cette méthode aveugle et routinière, sont : l'anatomie, la physiologie, l'histoire naturelle, la chimie, la physique, la botanique, etc., etc.; et l'on sent parfaitement que la réunion de toutes ces connaissances n'est point à comparer avec la science profonde de M. Leroy, qui se compose d'humeurs pourries, putréfiées, etc.

» secret, ils ont dit : Que deviendrons-nous ? Nos bénéfices » diminuent ; une foule de malades, de valétudinaires et » autres, recourent à cette nouveauté et en publient les » succès ; armons - nous pour la défense commune, et » arrêtons, par tous les moyens possibles, les progrès » d'une si perverse doctrine. »

La calomnie, M. Leroy ! la calomnie ! Semblable à *Basile*, vous ne la dédaignez pas. Il est difficile de montrer moins de respect pour les convenances : beaucoup de personnes appelleraient cela de l'impudence, mais nous préférons n'y voir qu'une aberration d'esprit ; et vous avez des approbateurs ! Nous concevons que l'on puisse être assez malheureux pour penser comme vous, mais on devrait bien se respecter assez pour ne pas en convenir.

Il n'est pas vrai que l'affaire de Lyon se soit passée comme le raconte M. Leroy. Si l'on veut remonter à la source de cette malheureuse affaire, on apprendra qu'un homme est mort à Lyon, après avoir fait usage du purgatif, et en admettant que tous les hommes doivent payer le tribut à la nature, nous soutenons que le remède a hâté l'instant de sa mort. Cet homme était atteint d'une inflammation violente des viscères du bas-ventre ; le purgatif, composé d'eau-de-vie et de drastiques très-énergiques, a augmenté l'inflammation à un tel point, que la gangrène des intestins et la mort en ont été la suite. Voilà la vérité toute simple ; voilà ce qui est arrivé mille fois, et ce qui arrivera toujours à ceux qui, étant atteints d'une maladie inflammatoire des organes de la digestion, feront usage de ce remède que, pour cette raison, nous appelons dangereux.

Ce serait ici le cas de parler des observations que nous avons recueillies sur les accidens plus ou moins graves occasionnés par l'usage de cette composition infernale, mais nous réservons cela pour une autre fois. La médecine curative et le *charlatanisme déhonté* seront encore l'objet de nos critiques, avant que nous nous décidions à frapper l'*hydre* de M. Leroy d'une manière victorieuse.

ARTICLE CINQUIÈME.

Il faut avoir un caractère bien décidé, il faut être plus que dévoué à ses semblables pour s'engouffrer ainsi dans le cloaque impur qui ne renferme que la putréfaction, la pourriture, les matières gâtées, brûlantes, sans compter les grossièretés, les injures exhalées par un homme qui n'a point d'autre moyen de combattre ses adversaires que de leur prodiguer, en mauvais français, toutes les gentillesses qui forment le vocabulaire des halles. Quel est donc, nous dira-t-on, le motif qui peut vous faire agir? Ce motif est grand et louable; il est pur et désintéressé: l'amour que nous portons à l'humanité nous a fait frémir à la vue de ce livre dégoûtant, dont aucune phrase n'a le sens commun. C'est à l'idée du danger que courraient les hommes crédules et abusés, que nous nous sommes sentis entraînés, malgré nous, à redoubler d'efforts pour les éclairer et les prémunir contre une composition et une méthode en même temps absurde et dangereuse.

Les fripons et les sots ne croiront pas à la pureté de nos intentions, et cela nous est parfaitement indifférent. L'estime et l'approbation des personnes honnêtes et instruites nous dédommageront amplement: elles seront une récompense digne de nous. Il est de notoriété que sur cent personnes, il y en a quatre-vingts au moins qui n'ont point d'instruction; or, un livre lancé dans le monde, écrit de manière à fasciner les yeux de la multitude, trouvera quatre-vingts gobe-mouches contre vingt hommes doués d'un jugement sain; et comme les sots ne conviennent jamais de leur nullité, et qu'ils ont, au contraire, un amour-propre très-irascible, ils préféreront s'empoisonner avec un mauvais remède, que de convenir qu'ils ont pu se tromper. Voilà en peu de mots l'explication de la vogue du remède et du livre de M. Leroy.

M. Leroy est-il un savant, ou bien n'est-il qu'un charlatan? Nous allons tracer le portrait de l'un et de l'autre, et le lecteur jugera (1) :

« Le vrai savant, celui qui a consacré sa vie à l'étude de la nature, qui en fait son bonheur, sa passion dominante, est beaucoup plus occupé du plaisir de faire des découvertes que du soin de les prouver. Il recherche surtout le suffrage et le jugement du petit nombre d'hommes instruits, qui, livrés à des travaux du même genre, y ont fait preuve de talent et de génie. On voit qu'il a besoin de juges plus encore que d'admirateurs; curieux de s'instruire des découvertes des autres, il les examine avec intérêt, avec justice; il leur accorde exactement le degré de certitude qu'elles doivent avoir, et, toujours prêt à accueillir la vérité, à repousser l'erreur, il maintient constamment son esprit dans ce doute éclairé et philosophique dont Bacon et Descartes ont fait le principe de toute véritable science. »

« Le charlatan, au contraire, a besoin de dehors qui frappent le peuple et préviennent l'examen. Loin de s'adresser à des juges éclairés, il les récuse, il les taxe d'une sévérité exagérée, souvent même d'envie et

(1) Nous avons déjà dit ce que nous en pensons; mais comme des épigrammes ne sont pas des raisons, nous aimons que le raisonnement vienne à l'appui des traits malins que nous lançons au guérisseur universel.

d'injustice; c'est à la multitude qu'il en appelle. Les feuilles publiques sont le théâtre éphémère où il établit sa renommée. Il y vante hautement, il y fait vanter ses prétendues découvertes; il en parle continuellement avec assurance, il publie au besoin un livre absurde, appuyé de faits mensongers; mais ne lui parlez point d'expériences précises, d'une discussion sévère et approfondie, jamais vous ne pourrez l'y amener; *il sait que si on l'examine, il est perdu.* » (1)

Maintenant, nous le demandons à toute personne de bonne foi, quel est celui des portraits que nous venons de tracer qui ressemble à M. Leroy? Cet homme n'est-il pas celui dont les dehors frappent le peuple, qui prévient l'examen, qui injurie ses juges, qui fait vanter ses prétendues découvertes par des prôneurs complaisans, etc.? En un mot, M. Leroy ne réunit-il pas au plus haut degré

---

(1) Dictionnaire des Sciences médicales, tom. 4, p. 544.

Pour ne point toujours parler nous-mêmes ou citer des médecins, ouvrons Voltaire, cet apôtre de la raison, et l'un des hommes les plus remarquables par la justesse avec laquelle il appréciait toutes choses. Écoutons-le un moment :

« Il est vrai que très-long-temps sur cent médecins, il y eut » quatre-vingt-dix ignorans. Il est vrai que Molière a eu raison » de se moquer d'eux. Il est vrai que rien n'est plus ridicule » que de voir le nombre infini de femmelettes, et d'hommes non » moins femmes qu'elles, quand ils ont trop mangé, trop bu, » trop joué, trop veillé, appeler auprès d'eux, pour un mal de » tête, un médecin, l'invoquer comme un Dieu, lui demander » le miracle de faire subsister ensemble l'intempérance et la santé. » Il n'est pas moins vrai qu'un bon médecin peut nous sauver la » vie en cent occasions, et nous rendre l'usage de nos membres. » Un homme tombe en apoplexie, ce ne sera ni un capitaine » d'infanterie, ni un conseiller à la cour des aides qui le guérira.

toutes les qualités nécessaires pour mériter le titre pompeux et lucratif de charlatan ? Voyez le volumineux recueil des certificats qu'il intitule *la Médecine curative justifiée par les faits :* c'est partout le même style, la même manière ; on voit qu'une même main a bâti cet échafaudage de mensonges et de déceptions. Nous nous attendions à voir figurer parmi ces attestations sans nombre, les noms de quelques personnes marquantes dans la société par leurs talens ou leurs emplois ; rien de tout cela : ce sont des initiales ; c'est un M. Caseneuve, de la Martinique, qui écrit cette phrase remarquable, qu'on trouve à chaque instant dans l'ouvrage, et qui montre le bout de l'oreille : « A l'imitation de Socrate, de Colomb, de Descartes, » d'Harvey, et autres grands personnages qui ont agrandi » la sphère de nos connaissances, vous êtes en butte au » courroux de l'envie qui voudrait arrêter le cours rapide » de votre illustration ; mais l'histoire impartiale vous assi- » gnera le haut rang que vous méritez. » C'est toujours la

---

» Des cataractes se forment dans mes yeux, ma voisine ne les » levera pas. Je ne distingue point ici le médecin du chirurgien : » les deux professions ont été long-temps inséparables. Des » hommes qui s'occuperaient de rendre la santé à d'autres hommes » par les seuls principes d'humanité et de bienfaisance, seraient » fort au-dessus de tous les grands de la terre (et plusieurs » médecins sont dans ce cas) ; ils tiendraient de la divinité. » Conserver et réparer est presqu'aussi beau que faire. Le peuple » romain se passa plus de cinq cents ans de médecins. Ce peuple » alors n'était occupé qu'à tuer, et ne faisait nul cas de conserver » la vie. Comment donc en usait-on à Rome quand on avait une » fièvre putride, une fistule à l'anus, un bubonocèle, une fluxion de » poitrine ? On mourait. (*Dict. philos.*) » On croirait volontiers que ce morceau est sorti de la plume d'un médecin philosophe.

même manière ; il ne faut qu'ouvrir le livre pour se convaincre qu'à très-peu de chose près, la même main a fabriqué cet insipide recueil de mensonges et de charlatanisme.

Ce pauvre M. Leroy joue vraiment de malheur ; il écrit un livre, il annonce, il veut soutenir une doctrine, et voilà que la foule des médecins (par cupidité, c'est convenu) vient démontrer que le moderne Purgon est brouillé avec le sens commun : il connaît les secrets de la Providence, il vient tempérer ce qu'ils ont de rigoureux avec une fiole qui ne vaut pas six sous, et qu'il a long-temps vendue six francs, et voilà, malgré les certificats des enthousiastes, que les accidens les plus déplorables succèdent à l'administration de ce remède héroïque. Il se pare modestement du titre pompeux de bienfaiteur de l'humanité ; il se croit un Galilée, un Descartes, un Newton ; comme ces grands hommes, il est en butte aux persécutions de l'envie ; les cachots et les fers l'attendent ; et voilà qu'un malin jeune homme soutient qu'une pareille illustration ne lui est pas réservée, et que les loges d'une maison de fous lui seront plus utiles et plus dignes de son talent, que les cachots de l'inquisition. Quelle injustice ! que de méchancetés contre un pauvre homme qui a accumulé une fortune considérable en exploitant la crédulité publique ! Quel est le mauvais démon qui vous fait résister à l'évidence, médecins caustiques et incrédules ? Vous voyez cet homme qui se traîne péniblement appuyé sur une canne, ses pieds lui refusent le service, les nodosités qui les gonflent sont contenues avec peine dans de larges souliers ; il a pris deux cent cinquante doses de purgatif ; il n'en peut plus ; il a été *guéri*, et il *est guéri* tous les jours par M. Leroy (1).

---

(1) Allez voir M. Bernard, rue Royale, N.° 23.

Voyez-vous cette famille entière qui s'est purgée le même jour ? chacun de ses membres est dans un état de prostration affreuse ; la domestique a failli mourir, le fils est encore sur le grabat.... ils ont été *guéris* par M. Leroy. Voyez-vous cet homme décharné et souffrant, qui ne marche jamais sans la bouteille en poche ? son aspect vous fera reculer de frayeur et de pitié ; vous serez fort heureux s'il ne vous force pas, le livre sur la gorge, d'avaler sa potion. Eh bien ! il y a dix ans qu'il est tous les jours *guéri* par M. Leroy. Voyez-vous....

ARTICLE SIXIÈME.

Après avoir combattu ironiquement d'abord, puis un peu plus sérieusement la doctrine et la cupidité du trop fameux M. Leroy, lequel empoisonne les deux hémisphères de cargaisons d'un épouvantable purgatif qui enflamme et désorganise les organes digestifs, en provoquant des évacuations effrayantes par haut et par bas, pendant des mois entiers, nous nous proposions bien de poursuivre de tous nos efforts, et de renverser l'échafaudage ridicule et pernicieux de ce médicastre, lorsque le hasard a fait tomber dans nos mains une lettre qui nous a fait faire des réflexions tout-à-fait curieuses. Nous soumettrons tout bonnement les faits au lecteur, que nous laissons juger et qualifier comme ils le méritent, une pareille conduite et de pareils moyens. Il résulterait de ce que nous allons citer, que les certificats de fabrique de M. Leroy sont arrangés de manière que les habitans du midi croient qu'il guérit tout le monde dans le nord, tandis que ceux du nord sont émerveillés des cures miraculeuses opérées dans le midi. La lettre suivante offrira la preuve de ce que nous avançons :

« Sarlat (Dordogne), 27 Juillet 1822.

» *A M. le Directeur des postes, à Lille.*

» Monsieur,

» En feuilletant dernièrement l'ouvrage de M. Leroy, » je vis une lettre où il était question de vous comme

» ayant été guéri, par l'usage de ses purgatifs, d'un asthme » et d'un mal d'estomac dont vous étiez atteint depuis fort » long-temps. Comme ce spécifique n'est point connu dans » nos contrées, et que les occupations de M. Leroy ne » lui permettent pas de répondre aux lettres qui lui sont » adressées, j'ai pris la liberté, Monsieur, de m'adresser » à vous, pour vous demander quelques renseignemens » relatifs au remède de M. Leroy, ainsi qu'à votre ancien » état de maladie, etc.

(Ici, la description de l'état du patient, de laquelle il résulte qu'il est atteint d'une maladie de poitrine).

» Mon état de souffrance me détermina, il y a un mois, à » user du spécifique de M. Leroy; dans trente jours, j'en ai » pris vingt doses qui n'ont fait que *m'irriter les nerfs, sans » m'enlever pour cela ni glaires, ni expectoration, au contraire.*

» Livré à moi-même, n'osant plus me confier à nos » médecins, je ne sais si je dois suspendre ou continuer » un remède dont j'obtiens *un résultat si peu avantageux.* » J'ai écrit à M. Leroy, il ne m'a pas répondu. A qui » demanderai-je conseil dans ces contrées isolées, où » tout au plus quelques personnes connaissent le nom de » M. Leroy? Je m'adresse à vous, Monsieur, avec cette » confiance que donne l'infortune implorant la générosité. » Dans la lettre qui vous concerne, j'ai cru remarquer que » vous étiez guidé par un médecin partisan de M. Leroy. » Si vous vouliez bien lui montrer ma lettre et lui demander » son avis.

» Je vomis presque toujours le purgatif, malgré qu'il » soit précédé du vomi-purgatif. Mes évacuations sont » d'une nature aqueuse, huileuse et verdâtre.

» Je suis, etc.,

» F.° J......t,

» Négociant à Sarlat (Dordogne.) »

Ce qui rend cette affaire tout-à-fait singulière, c'est que la personne à qui cette lettre est adressée, n'a jamais été atteinte d'asthme ni de mal d'estomac, et qu'elle n'a jamais avalé une parcelle du remède. Nous avons sous les yeux la dernière édition du livre du guérisseur universel, et nous avons beau le feuilleter, nous n'y trouvons pas la prétendue lettre relative au directeur des postes. Or, puisque M. J......t l'a lue dans le volume qu'il a en main, nous serons forcés de reconnaître que le livre a des éditions différentes, et nous pourrons en conclure qu'il est difficile de pousser plus loin l'oubli des convenances, pour ne rien dire de plus : le lecteur fera le reste.

Quant à l'individu qui paraîtrait avoir guidé le directeur des postes dans sa prétendue maladie, il n'est pas médecin. C'est un homme souffrant, accablé d'infirmités, que le purgatif a achevé, qui voudrait que tout le monde s'achevât avec lui, et dont le caractère, respectable d'ailleurs, aurait dû l'éloigner de se prêter à une pareille intrigue.

Parmi les enthousiastes du remède à la Martinique, on remarque un M. Caseneuve de Tallard, qui attaque la Faculté en homme plus habitué à conduire des nègres qu'à raisonner juste. Malheureusement le rapport sanitaire adressé au Ministre de la marine, au mois d'Octobre 1821, par la Commission de santé de la Pointe-à-Pitre, doit furieusement contrarier l'admirateur des purgations. « Parmi les victimes, est-il dit dans ce rapport, du remède » connu sous le nom de *purgatif de Leroy*, nous avons à » regretter plus particulièrement M. le lieutenant-colonel » Coëls, commandant de place à la Pointe-à-Pitre. Il » avait fait usage, il y a quelques mois, de cette compo- » sition drastique, dans l'intention de dissiper de légères » indispositions auxquelles il était sujet, et avait éprouvé,

»à la suite de ce traitement, une entérite dont il s'était »guéri en suivant une médication anti-phlogistique et »adoucissante, que nous lui avions prescrite. Mais, s'étant »livré peu de temps après aux conseils de quelques amis, »partisans de cette drogue dangereuse, il en prit de »nouveau, et ne tarda pas à éprouver une rechute d'in-»flammation intestinale dont il était à peine rétabli. Au »lieu d'appeler de suite les secours de la médecine, qui »lui avaient été si utiles dans sa première maladie, il »s'abandonna entièrement aux mêmes personnes qui »l'avaient conduit à cet état déplorable. La maladie s'ag-»grava de jour en jour par l'emploi des moyens empiriques »que chacun lui proposait, et, après avoir éprouvé tous »les tourmens d'une affection douloureuse et d'un trai-»tement si mal dirigé, il succomba dans la soirée du »8 Octobre, au moment où ses trop funestes amis le »flattaient d'une guérison prochaine, en se riant du »pronostic fâcheux qu'avaient porté sur l'issue de cette »maladie les médecins appelés trop tard pour le secourir.»

Le rapport du mois de Novembre suivant n'est pas moins concluant pour M. Leroy.... « Nous avons eu ce »mois-ci de nouveaux et bien tristes exemples du danger »de cette drogue, employée sans discernement dans des »cas qui exigent, au contraire, les moyens anti-phlogis-»tiques et adoucissans. Trois marins du brick *l'Hébé,* du »Hâvre, ont été apportés à l'hôpital dans un état de »souffrances horribles, et présentant, au plus haut degré »d'intensité, des symptômes d'inflammation de l'estomac »et des intestins. L'emploi des moyens indiqués contre »cette cruelle maladie n'a même pu calmer les douleurs »atroces que ces malheureux ont éprouvées *jusqu'au dernier »moment*. Le second capitaine du même bâtiment s'est aussi

» fait porter à l'hôpital dans le même état, *quelques heures » avant sa mort*, et nous a exprimé ses regrets d'avoir écouté » des conseils perfides et pris plusieurs doses du remède de » Leroy, qui le mettaient au tombeau. Le capitaine, qui » s'était permis de traiter lui-même ces malheureux, étant » atteint de la fièvre, a pris aussi de ce purgatif pendant » plusieurs jours; et au moment où nous allions informer » le ministère public de sa conduite, nous avons appris » *qu'il venait d'expirer dans des souffrances horribles.* »

(*Extrait de* la Gazette de santé.)

Voilà, nous l'espérons, assez de monde d'expédié; et M. Caseneuve de Tallard, et M. le vicomte de ...., capitaine de frégate, et les officiers d'artillerie, etc., etc., auront désormais assez de conscience pour s'arrêter dans leurs courses meurtrières.... On peut être trompé par les apparences, on peut être abusé par un charlatan; mais, en bonne morale, il doit être défendu d'empoisonner son prochain par amour pour lui.

Un exemple récent vient d'être donné à notre ville : un négociant estimable de la rue de Paris, atteint d'une affection catarrhale depuis quelque temps, s'ennuyant de ce que les secours de l'art ne le soulageaient pas assez vite, cède aux instances d'une dame de ses amies, qui, charitablement coupable, lui conseille l'usage et lui envoie deux fioles de la bienfaisante panacée. M. B...... prend d'abord le vomi-purgatif, et, deux jours après, il avale une cuillerée de purgatif, qui donne lieu à tous les symptômes de l'empoisonnement : les soins les plus empressés d'un médecin instruit ont réussi avec peine à le rappeler à la vie.

Pour en finir nous concluons :

1.° Que M. Leroy est un ignorant, son livre le prouve;

2.° Que sa méthode et son remède sont plus meurtriers que la poudre à canon;

3.° Que l'autorité a tort de ne pas mettre le livre à l'index, la potion sur la rue, et l'auteur à Charenton;

4.° Qu'il y a lieu de s'étonner qu'un homme, dont la doctrine et le purgatif font tous les jours tant de victimes, jouisse de l'impunité, tandis qu'un malheureux qui dérobe un pain pour ses enfans mourant de faim, est poursuivi et condamné.

EXTRAIT D'UN RAPPORT

PRÉSENTÉ

A S. Exc. Mgr. le Ministre Secrétaire d'État de l'intérieur, par l'Académie royale de médecine.

. . . .

Le remède du Sr Leroy, dont l'Académie s'occupe depuis long-temps, et à l'examen duquel elle a appliqué tous ses soins, comprend deux formules différentes.

La première, appelée *purgatif de quatre degrés*, se compose de plusieurs drastiques très-violens, macérés dans l'alcohol, et masqués avec du sirop de mélasse.

Sans doute cette recette offre quelques analogies avec la formule très-connue sous le nom d'*eau-de-vie allemande*, dont les médecins ont généralement abandonné l'emploi, parce qu'ils en ont reconnu les dangers. Mais il est vrai de dire aussi que, dans le remède du Sr Leroy, et l'on en verra plus bas la preuve, les doses des substances drastiques ont été poussées jusqu'à de mortels excès.

La seconde formule se trouve désignée sous le nom de *vomi-purgatif*. C'est une décoction fortement chargée d'extractif de séné, et une dissolution de tartrate antimonié de potasse dans l'eau et le vin blanc.

L'Académie définit ainsi la composition du remède du Sr Leroy, d'après deux données différentes.

Elle la juge d'abord sur la formule adressée à S. Exc. le Ministre Secrétaire d'État de l'intérieur, laquelle porte la signature du Sr Leroy;

Elle la juge encore d'après les analyses chimiques qu'elle en a faites, et dont les détails seront joints au présent Rapport.

Déjà divers états préliminaires du remède du S.r Leroy, la méditation des effets violens ou même funestes de ce médicament sur l'économie humaine, et des expériences comparatives sur des animaux vivans, avaient porté l'Académie à soupçonner que l'arcane débité était autre et surtout plus actif que la préparation qui résulte de la rigoureuse exécution de la formule que le S.r Leroy a soumise à Son Excellence.

Cette conjecture, déduite de faits soigneusement observés, engagea l'Académie à tenter de nouvelles expériences. Elle a donc procédé à un examen comparatif des deux liqueurs, l'une appelée *purgatif au deuxième degré*, achetée chez M. Cottin, pharmacien, rue de Seine, N.° 40, qui débite d'office pour le S.r Leroy; l'autre, préparée très-rigoureusement, suivant la formule présentée à Son Excellence, et signée par le S.r Leroy.

De ces deux analyses comparatives, il résulte que la liqueur du S.r Leroy, vendue chez M. Cottin, n'a pas été préparée suivant la formule remise; qu'on a employé de l'alcohol d'un degré plus élevé que celui qui se trouve indiqué dans la recette; que si l'on ne s'est pas servi, pour cette préparation, de la résine même du jalap, on a du moins fait agir le véhicule alcoholique à une température plus élevée et sur des quantités bien plus considérables des substances drastiques. Douze onces du liquide acheté chez M. Cottin ont fourni deux gros trente grains de résine, tandis que la même quantité du liquide préparé selon la formule ne renferme que trente-huit grains de matière résineuse.

Quant au vomi-purgatif, le S.r Leroy indique un gros d'émétique pour quatre livres de liquide, ce qui fait un grain et un huitième par once de solution ; et cependant l'analyse chimique de ce vomi-purgatif a démontré qu'il contenait trois grains et demi d'émétique par once de liquide.

La quantité d'extractif de séné n'a pu être déterminée assez rigoureusement pour en tenir compte ici.

....

Que dire, que faire surtout contre cette supercherie insigne, contre cette mauvaise foi manifeste, qui, déroutant tous les calculs de l'observation, induiraient l'Académie dans des jugemens hasardés, et l'autorité supérieure dans de fausses mesures ?

Le remède du S.r Leroy se compose donc de purgatifs violens, de très-puissans drastiques.

....

Voici d'abord les symptômes que l'on observe assez constamment chez les personnes auxquelles le remède a été administré :

Peu de temps après qu'il a été pris, il provoque des vomissemens considérables, une anxiété profonde, des spasmes à l'épigastre, de la suffocation avec resserrement très-douloureux du thorax, des défaillances continuelles, la pâleur de la face et sa décomposition au point d'amener cet ensemble de traits connu et décrit sous le nom de *face hippocratique.* Bientôt il se déclare des déjections alvines si fréquemment réitérées, qu'on aurait de la peine à le croire, des vomituritions continuelles, des douleurs avec refroidissement des extrémités inférieures, des sensations répétées de froid dans la région abdominale, et une horripilation générale. Le pouls devient petit, concentré, fréquent, souvent même intermittent.

Cet état se prolonge plusieurs jours de suite : heureux si l'on parvient à le faire cesser par les moyens bien entendus d'une thérapeutique éclairée !

....

En résumé général, des céphalalgies opiniâtres ; des aliénations mentales, soit aiguës, soit chroniques; des phlegmasies de diverse nature sur les organes de la respiration ; des gastro-entérites ; des entérites; des dyssenteries; des hépatites, soit vives, soit lentes ; des engorgemens et des squirrhes du pylore; des ulcérations aux intestins : telles sont les fréquentes conséquences de l'emploi de ce prétendu remède ; et trop souvent la mort en fut la déplorable terminaison.

Pour ajouter, s'il est possible, à l'évidence de ces démonstrations cliniques, des expériences ont été tentées sur les animaux vivans.

Quatre chiens furent soumis à ce genre d'essais.

A l'aide d'une sonde et d'une seringue, on introduisit dans l'estomac de deux chiens de race croisée, assez forts et assez gros, trois cuillerées environ du purgatif au troisième degré. Aucun des deux chiens ne le vomit; mais ils ne tardèrent pas l'un et l'autre à manifester beaucoup de malaise, une agitation extrême, et comme des mouvemens convulsifs. A cette agitation succéda un affaissement considérable sans aucune évacuation stercorale chez l'un des deux chiens, et suivi d'une évacuation considérable chez l'autre.

On a ouvert les deux chiens ; l'un, deux heures après l'ingestion du liquide, et l'autre, deux heures plus tard.

Dans l'un comme dans l'autre, les intestins se montraient phlogosés par zones inégales. Les derniers intestins et l'estomac l'étaient beaucoup plus que la portion moyenne du tube alimentaire. Sur plusieurs points, on voyait des taches d'un violet tirant sur le noir : il n'y avait que des différences peu sensibles dans l'intensité des traces de la phlogose entre l'un et l'autre chien. Depuis la gueule jusqu'au ventricule, on a trouvé, sur un seulement, une légère phlogose, causée sans doute par l'introduction de la sonde plus encore que par l'action du remède.

Quatre cuillerées du liquide au troisième dégré, furent injectées dans le rectum des deux autres chiens. C'étaient deux caniches non francs et d'une médiocre grosseur. Immédiatement après l'injection, on se contenta de bien boucher le rectum, pour s'opposer à la sortie du liquide injecté, et les chiens furent attachés tous deux dans un cabinet fermé. Le temps manqua pour les observer avec beaucoup de soin; mais ils manifestèrent peu d'agitation.

On ouvrit l'abdomen de l'un et l'autre chien, environ quinze heures après l'injection. Les intestins furent immédiatement examinés, en allant d'arrière en avant. Le rectum et les gros intestins étaient fortement phlogosés : ils contenaient, avec beaucoup de matières grises, moitié solides, moitié liquides, une quantité considérable d'un fluide jaunâtre. Quelques points parurent dépouillés de leur membrane muqueuse; d'autres étaient noirs et gangrenés. Il y avait dans le duodenum des traces incontestables de phlogose; il y en avait aussi dans l'estomac.

. . . .

Des considérations et des faits qui précèdent, l'Académie a tiré les conclusions suivantes :

Considérant que le S.r Leroy a fourni au Gouvernement une recette autre que celle qu'il emploie pour la préparation de son remède;

Considérant que ce remède, tel qu'on le débite, est composé de drastiques violens portés à des doses extrêmes, dont on augmente encore les funestes effets en lui donnant pour excipient de l'alcohol à 22 ou 23 degrés, aussi bien qu'en en répétant et en en prolongeant excessivement l'emploi ;

Considérant que les drastiques, administrés ainsi sans réserve et sans mesure, exercent sur l'économie une action analogue aux poisons caustiques ;

Considérant enfin les victimes sans nombre que le remède du S.r Leroy a faites, et les plaintes ou accusations portées contre lui de tous les points de la France ;

L'Académie pense qu'il serait urgent d'interdire, autant que le permet la législation actuelle, la vente et la distribution de ce prétendu remède.

Elle pense aussi que le meilleur moyen d'éclairer convenablement l'opinion publique sur les dangers de ce remède, serait de publier et de répandre abondamment le présent Rapport, afin que les administrateurs, les gens de l'art et le public aient une entière connaissance des dangers de ce prétendu spécifique.

Lu et approuvé à la séance générale de l'Académie royale de médecine, le 6 Mai 1823.

Paris, ce 16 Mai 1823.

Le Secrétaire perpétuel,
E. PARISET.

CONCLUSION.

On croirait, après la lecture de ce qui précède, que le Sr Leroy et ses partisans se tiennent pour battus; il n'en est rien : voici venir M. Bernard, de notre ville, qui, fort de l'expérience acquise par lui-même (1), nous dit que les membres de l'Académie de médecine, qu'il appelle *infaillibles*, ont menti à leur conscience, au ministère, à la vérité, etc.; qu'ils déclarent dangereux les remèdes de M. Leroy, *lorsqu'ils sont persuadés du contraire*; que la persécution qu'ils exercent contre ces remèdes, *en prouve la bonté*; que les accidens qu'ils ont signalés n'ont jamais existé que dans leurs têtes et *dans leurs cupides imaginations*, et autres gentillesses extraites du vocabulaire des halles. Mais ce qui a lieu d'étonner, c'est de voir un homme, que la Faculté de médecine a honoré du grade de docteur, se

(1) M. Bernard nous a dit avoir pris pour 1,000 francs de purgatif, ce qui fait deux cents bouteilles, déduction faite de la remise d'usage; chaque bouteille contenant environ vingt doses, et chaque dose procurant modestement dix évacuations, il en résultera que *quarante mille* germes de corruptibilité sont sortis de son corps. Il faut convenir que l'Auteur de toutes choses a furieusement maltraité M. Bernard, et que du reste il a été conséquent, puisque, sans cette précaution, sa sagesse aurait été condamnée à voir un homme éternel! Vous croyez M. Bernard bien portant, vous vous trompez : ce pauvre homme fait pitié à voir; il est souffrant et décharné; il a un pied dans la tombe; et quand nous lui demandons pourquoi M. Leroy ne l'a point guéri, il nous répond que c'est parce que cela n'est pas possible.

constituer le défenseur de l'auteur de *la Médecine curative*, de ce livre que nous venons d'analyser. M. Martin n'est pas rebuté par les absurdités et le style barbare de M. Leroy : les injures grossières vomies par celui-ci contre le talent et le vrai mérite, ont trouvé grâce devant lui ; et dans un examen critique du Rapport de l'Académie, voici comment il s'exprime à l'égard de son protégé : « Le chirurgien » Leroy est un homme d'une probité sûre, de mœurs aus- » tères et irréprochables, et d'une bienfaisance reconnue. » Doué d'un caractère ferme, convaincu qu'il défend une » vérité, il a supporté avec la résignation du sage les » vexations de tous genres que lui ont suscitées ses anta- » gonistes ; et il attend avec le calme d'une conscience qui » ne se reproche rien, les nouvelles épreuves qui lui sont » peut-être encore réservées, etc. L'auteur de ce plaidoyer, » placé depuis long-temps, par des circonstances qu'*il est* » *inutile de dire*, à portée d'*apprécier la méthode purgative et* » *son auteur*, a pensé que, dans ce moment de crise, il était » de son devoir d'élever la voix pour leur défense. » Ces circonstances, qu'il est, au contraire, très-utile de dire, c'est que M. Martin est allié de M. Leroy, qu'il signe des ordonnances pour la vente du remède, et qu'on peut raisonnablement supposer qu'il a part dans les bénéfices....

Vous êtes orfèvre, M. Josse.

FIN.

www.ingramcontent.com/pod-product-compliance
Ingram Content Group UK Ltd.
Pitfield, Milton Keynes, MK11 3LW, UK
UKHW021001220726
13924UKWH00002B/819

9 782019 251437